CONSIDÉRATIONS BIOLOGIQUES

SUR

LE CANCER

PAR

FÉLIX LE DANTEC

CHARGÉ DU COURS DE BIOLOGIE GÉNÉRALE A LA SORBONNE

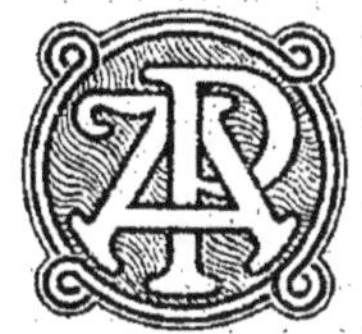

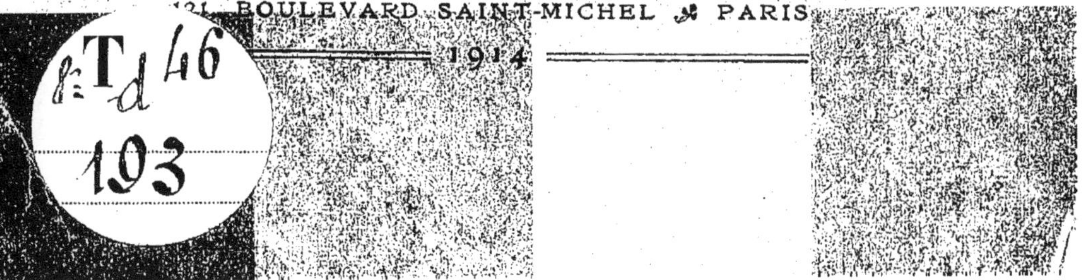

A. POINAT, ÉDITEUR

121, BOULEVARD SAINT-MICHEL ✠ PARIS

1914

CONSIDÉRATIONS BIOLOGIQUES

SUR

LE CANCER

CONSIDÉRATIONS BIOLOGIQUES

SUR

~ LE CANCER ~

PAR

FÉLIX LE DANTEC

CHARGÉ DU COURS DE BIOLOGIE GÉNÉRALE A LA SORBONNE

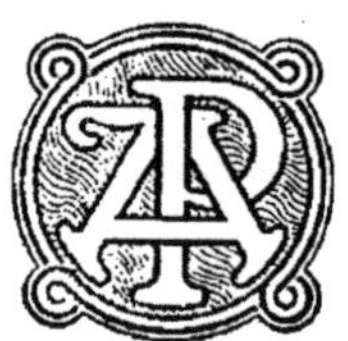

A. POINAT, ÉDITEUR

121, BOULEVARD SAINT-MICHEL ❧ PARIS

1914

CONSIDÉRATIONS BIOLOGIQUES [1]

SUR

LE CANCER

La question du cancer est une des plus angoissantes de la pathologie moderne. Soit que, pour une cause inconnue, cette affection soit devenue plus fréquente, soit que, tout simplement, les médecins soient devenus plus habiles à la reconnaître, les statistiques relatives aux décès qu'elle occasionne ont pris un caractère effrayant. Certains auteurs comparent ses ravages à ceux de la tuberculose ! Et le mystère qui entoure la genèse de ce mal à issue ordinairement mortelle contribue encore à accroître l'épouvante qu'il répand.

Des sociétés pour l'étude du cancer se sont fondées dans tous les pays civilisés. Les résultats de leurs travaux sont publiés dans des revues dont l'importance s'accroît chaque année. De plus, des traités spéciaux fort volumineux ont été consacrés à cette question troublante. Dans toutes ces publications, l'histologie et l'anatomie pathologique sont naturellement au premier plan, et leurs documents

---

1. Cette brochure reproduit, avec quelques additions, un article publié dans *Biologica*, le 15 février 1914.

resteront fatalement très encombrants jusqu'au jour où ils auront permis d'établir clairement les caractères communs à tous les cancers au début. Il est donc très difficile à ceux qui n'ont pas le temps de se livrer à des études spécialisées, de se faire une idée de l'état de la question et des progrès qu'elle a accompli dans ces dernières années.

Aussi l'on a cru qu'il serait utile de tenter une synthèse biologique relativement au problème du cancer, en laissant de côté, systématiquement, toutes les particularités histologiques et toutes les variétés cliniques, et en s'attachant exclusivement à ce qui concerne l'étiologie du cancer et à ce qui peut permettre d'en entreprendre la prophylaxie. La rédaction de *Biologica* m'a demandé de faire ce travail synthétique en utilisant les documents que j'ai pu recueillir comme membre fidèle de l'Association Française pour l'étude du cancer.

Je vais m'efforcer d'abord de poser nettement la question ; puis je tirerai, aussi impartialement que possible, la « moelle » de tous les faits aujourd'hui connus, en exposant les diverses théories proposées pour les expliquer, du moins, celles qui sont soutenables. C'est seulement dans les dernières colonnes de l'article, que je me permettrai de donner mon opinion personnelle de penseur indépendant.

I

En un point donné d'un animal (le plus souvent, d'un animal adulte [1]), une anomalie se manifeste à un certain moment de l'évolution individuelle. Pour que nous puissions parler d'anomalie, il faut qu'il existe un type normal d'évolution dans une espèce animale donnée ; et, en effet, le plus souvent, quand aucun accident particulier ne leur arrive, la plupart des individus d'une même espèce, vivant dans les mêmes conditions, se développent suivant un modèle uniforme qui est la conséquence de leur hérédité spécifique commune. Pour tout observateur débarrassé de la tendance naturelle au mysticisme, il est donc évident que la vie de l'œuf a pour résultat, dans les conditions où elle se poursuit, la construction progressive du mécanisme individuel, avec tous ses détails, jusqu'aux plus infimes. C'est là sans doute le phénomène le plus admirable de toute la nature ; la biologie a pour objet de l'expliquer ; mais ce n'est pas le lieu ici d'entrer dans cette étude ; il faudra que le lecteur se reporte aux ouvrages dans lesquels la question est traitée [2], car l'une des principales obscurités que l'on rencontre ordinairement dans l'étude du cancer provient de ce qu'on

1. Les cancers sont très rares chez les enfants.

2. J'ai résumé ces considérations générales dans un livre récent : *La Science et la Vie*. Paris, Flammarion, 1912.

veut savoir ce qu'est un cancer sans s'être demandé auparavant ce qu'est l'organisme dans lequel se produit le cancer.

Voici donc un certain nombre d'individus adultes et normaux d'une espèce donnée ; ces individus ont tous la même anatomie, c'est-à-dire qu'en des points correspondants de deux d'entre eux, on rencontre la même topographie histologique. Toutes ces parties différentes, voisines les unes des autres, ont réagi les unes sur les autres dans la collaboration à la construction d'ensemble du mécanisme total ; si l'animal ne possédait pas de squelette, on pourrait dire sans exagération que tous les tissus vivants sont composés de substances vivantes actives qui, par leur activité personnelle et leurs réactions réciproques, *construisent* à chaque instant le mécanisme merveilleux qu'est l'animal considéré.

Mais les animaux ont un squelette !

C'est-à-dire que, en même temps qu'elles construisent à chaque instant la forme actuelle de l'animal, les substances vivantes fabriquent aussi des substances conjonctives inertes et résistantes qui se moulent sur les parties vives, en épousent les formes, et, les épousant, les encroûtent et les fixent. Tant que l'animal n'est pas adulte, on constate néanmoins le travail constructeur de formes des substances vivantes, puisque, sous l'influence de ce travail, l'animal subit une évolution spécifique. Mais, une fois l'animal adulte, sa structure est à peu près invariable ; et, chez les ani-

maux supérieurs, le squelette conjonctif est si
important, si résistant, qu'il suffit à déterminer
la forme totale du mécanisme individuel. A
partir de ce moment, on pourrait croire que
les protoplasmas constructeurs n'ont plus
d'autre rôle que de remplir, comme le ferait
du blanc d'œuf, les mailles du réseau de substance conjonctive. Cela est si vrai que, le plus
souvent, on oublie, en observant les animaux
adultes, le rôle constructeur des substances
vivantes ; cette importance du squelette a été
l'un des principaux agents des fausses inter-
prétations biologiques.

Quoi qu'il en soit, à un moment donné, chez
un organisme normal, il y a *coordination ;*
c'est-à-dire que, si chacune de ses parties
vivantes constitutives bénéficie du renouvellement du milieu intérieur (alimentation et
excrétion), chacune d'elles *collabore aussi,*
pour sa part, à ce renouvellement, dans lequel
peut se résumer, pour les mammifères, la continuation de la vie. Et ainsi, si l'on individua-
lise par la pensée chacune des cellules (il y en
a chez l'homme 60 trillions), on doit considérer chacune d'elles comme faisant, à la place
qu'elle occupe, précisément ce qu'il faut pour
que reste possible la continuation de la vie de
toutes les autres. L'activité locale de chaque
cellule est *limitée* et *dirigée* par les activités
des cellules voisines ; et, l'individu étant
adulte, la machine persiste, sans grand changement, par compensation des profits et des
pertes. Une cellule occupant dans un orga-

nisme une place donnée jouit donc. d'une liberté extrêmement restreinte ; elle a un rôle très déterminé dans des conditions très déterminées ; l'ensemble de toutes ces activités est la coordination individuelle.

Mais voilà que, en un point donné d'un organisme donné, un *cancer* ou *néoplasme* naît !

C'est l'anarchie remplaçant la coordination.

Une cellule[1] se met à proliférer pour son compte personnel, sans souci du bien général, sans respect des droits des cellules voisines ; c'est un organisme nouveau, qui puise bien dans le milieu intérieur de l'hôte ce qui est nécessaire à sa vie personnelle, mais qui ne collabore plus au fonctionnement général dont résulte le renouvellement de ce milieu. Cet organisme nouveau se développe au sein des tissus jadis normaux qui construisaient l'individu et assuraient honnêtement sa vie d'ensemble ; le cancer, amas cellulaire de plus en plus considérable résultant de la prolifération de la cellule anarchique initiale, refoule les tissus normaux, entre en conflit avec eux, et les détruit.

Dès lors, il n'y a plus à proprement parler de coordination.

Au début, les troubles, localisés à un petit amas cellulaire insignifiant, ne sont pas suffisants pour faire apparaître un malaise sensible dans l'ensemble puissant des 60 trillions

---

1. Ou plusieurs cellules.

de cellules normales ; mais ces troubles vont grandissant ; l'amas de cellules anarchiques se développe de plus en plus ; si rien ne l'arrête, c'en est fait de l'individu envahi ; il a en lui-même une cause de mort.

On méconnaît souvent la gravité des troubles qui peuvent résulter, par le seul fait de leur vie anarchique, du développement des éléments cancéreux dans l'organisme ; c'est que l'on pense trop exclusivement au phénomène mécanique local causé par le développement de tissus anormaux ; et cette manière de voir a amené plusieurs auteurs à refuser de parti pris aux cellules cancéreuses la pureté d'origine que leur concèdent les autres. Il est impossible, disent les premiers, que de la substance d'homme, se développant dans l'homme, cause, en l'absence de lésions mécaniques graves, cet empoisonnement effrayant qui détermine la cachexie cancéreuse. Il faut donc, ajoutent-ils, qu'il y ait dans ces cellules un élément étranger, un microbe symbiotique capable de sécréter des toxines,... etc.

Nous n'avons pas à discuter pour le moment les diverses théories émises au sujet du cancer ; nous faisons d'abord un exposé du problème d'une manière aussi impartiale que possible. Mais il est bien certain que, si les partisans de l'infection symbiotique n'avaient pas d'autre argument à faire valoir, leur cause ne serait pas défendable. Les éléments histologiques ne jouent pas seulement un rôle dans la coordination par le fonctionnement mécanique local de leur corps protoplasmique, mais aussi par ce qu'ils empruntent au milieu intérieur pour s'alimenter, et surtout par ce qu'ils déversent de produits excrémentitiels dans ce milieu intérieur. Voyez par exemple les troubles qui résultent du développement exagéré du corps thyroïde, pour ne citer que lui. Et les éléments cancéreux, même quand ils sont d'origine épithéliale, ne sont pas des épithéliums ; ce sont des éléments cancéreux ; ils ont un caractère nouveau ; pourquoi vouloir que ce caractère ne se traduise pas par une sécrétion nouvelle ?

Bref, l'individu dans lequel un cancer est né porte en lui-même une cause de mort, parce que ce cancer se développe *pour son compte personnel* sans souci de la coordination générale dont il a cependant besoin, lui cancer, pour vivre. Quand l'homme mourra de cachexie cancéreuse, le cancer aussi mourra, puisqu'il ne baignera plus dans ce milieu intérieur renouvelé dont il avait besoin. La rupture de la coordination est mortelle pour le cancer anarchique comme pour l'organisme dont il détruit la coordination ; et l'on pourrait peut-être enseigner cette vérité aux libertaires qui veulent détruire la société sans s'apercevoir qu'ils en vivent. Cela peut aller tant que les anarchistes sont peu nombreux, comme cela marche quand le cancer est petit ; mais que le cancer se développe et tout mourra !

Ce n'est pas seulement par prolifération locale que le cancer joue un rôle néfaste ; des éléments détachés de lui et entraînés par la circulation vont se fixer en d'autres points de l'individu et, transportant avec eux leur faculté de vie indépendante, y deviennent le point de départ de nouveaux cancers qui sont des colonies du premier. Aussi la généralisation cancéreuse a-t-elle une marche de plus en plus rapide, car chaque élément cancéreux nouveau peut être considéré comme le point de départ d'une prolifération nouvelle.

C'est la progression géométrique !

II

Avant de nous poser la question de l'origine de ces cellules anarchiques, il faut encore citer un certain nombre de faits acquis par l'observation et l'expérimentation.

Ayant constaté la facilité avec laquelle des éléments détachés d'un cancer fondent des colonies dans les endroits où les transportent les hasards de la circulation, des expérimentateurs habiles et patients se sont proposés de transporter expérimentalement le cancer chez des animaux autres que ceux dans lesquels ils étaient nés ; naturellement, étant donné ce que l'on sait des exigences et des précisions de milieu habituelles aux tissus des animaux supérieurs, on devait prévoir qu'une transplantation de cancer ne pourrait pas se faire de n'importe quel animal à n'importe quel autre. On a remarqué en effet que la transplantation, possible avec certaines précautions entre animaux de même espèce (ou même quelquefois de même race, de même variété locale) ne pouvait pas se faire entre espèces notablement éloignées les unes des autres. Tout le monde connaît les expériences de transplantation du cancer de la souris[1] ; on sait que, sur des animaux convenablement choisis, des morceaux de cancer transplantés d'individu à individu ont pu prospérer chez les nouveaux hôtes dans lesquels on les mettait *en pension*. Et cela, pendant un nombre aussi grand que l'on veut de transplantations, ce qui rend immense la masse de tissu cancéreux pouvant provenir par cette voie d'une seule cellule cancéreuse initiale. De sorte que, dans l'article cité tout à l'heure, M. Borrel propose la définition suivante : « Un cancer est constitué par des cellules qui ont acquis la propriété de se multiplier indéfiniment dans le temps et indéfiniment dans l'espace. »

Il faut bien comprendre, et tous les auteurs qui ont traité de la transplantation du cancer ont longuement insisté sur ce sujet, que la transplantation du cancer n'est pas une inoculation mais une greffe.

Soit un animal A chez lequel existe un cancer *a* ; je prends un morceau de cancer *a* et je le transplante chez un animal B de même espèce. Le morceau de cancer transplanté se

---

1. Voir en particulier un article de M. Borrel dans la *Revue scientifique* du 16 novembre 1912.

développe pour son propre compte sans que les cellules de l'animal B interviennent dans son développement ; ce sont donc toujours des cellules, issues *par descendance directe* des cellules de a, qui existent dans le cancer porté par l'animal B. Ce cancer étant bien développé, j'en prends un morceau que je transplante chez l'animal C ; là encore le morceau de cancer continue à vivre pour son propre compte ; après autant de transplantations que l'on voudra, c'est toujours, sur le $n^{ième}$ animal porte-greffe, un cancer issu directement et purement des cellules de a qui se développe comme pensionnaire de ce $n^{ième}$ animal.

Supposons, au contraire, comme l'ont cru certains auteurs, que le cancer soit une maladie microbienne comme les autres maladies chroniques, comme la tuberculose, par exemple. Alors, l'élément infectant serait un microbe étranger à A, et l'on pourrait espérer infecter un autre animal B au moyen de ce microbe SEUL ; alors il y aurait réellement inoculation. Jusqu'à présent on n'a pas obtenu dans cette voie de résultat positif indiscutable. Le plus souvent, l'inoculation d'une bouillie obtenue en triturant du cancer de manière à détruire complètement les cellules animales de ce cancer a donné des résultats absolument négatifs ; là où l'on a cru observer le développement d'un cancer après inoculation de cette bouillie, un doute subsiste, et les carcinologues (?) sérieux ne se permettent pas encore de faire état de ce résultat. Jusqu'à présent, le seul fait bien acquis, c'est qu'on peut transplanter, greffer, sur un animal nouveau, un morceau intact d'un cancer emprunté à un animal de la même espèce. C'est donc le cancer lui-même, c'est la cellule cancéreuse qui est l'agent d'infection dans les cas de transplantation du cancer. Cela n'empêche pas d'ailleurs l'animal porte-greffe de mourir du cancer dont il est porteur.

Je m'empresse de faire remarquer que ces observations ne suffisent pas à rendre insoutenable une théorie dans laquelle on considérerait le cancer comme dû à un microbe ; on peut seulement dire que ces expériences n'apportent pas de preuve à l'appui d'une théorie microbienne ; mais si le cancer était dû à une symbiose entre la cellule animale et un microbe, les résultats négatifs dont je viens de parler démontreraient seulement que nous ne savons pas encore *comment il faut s'y prendre* pour faire naître cette symbiose, et que nous savons seulement transporter d'un animal à un autre le parasite symbiotique enfermé dans la cellule animale vivante avec laquelle il est en ménage.

Voici encore un autre fait qui a été invoqué contre la théorie parasitaire du cancer et dans lequel un penseur consciencieux doit voir seulement une absence de preuve en faveur de cette théorie.

Lorsque l'on a eu la chance d'observer un cancer à ses débuts, on a pu remarquer que, tout autour du point où a apparu la première cellule cancéreuse, il y a *cancérisation de*

proche en proche ; c'est-à-dire que, à côté de
la cellule cancéreuse initiale qui, par proliféa
ration, donne naissance à un nombre crois-
sant de cellules cancéreuses filles, d'*autres*
cellules de l'organisme deviennent cancéreuses
à leur tour ; chacune de ces cellules devenues
cancéreuses est donc le point de départ d'une
prolifération dont les produits descendront
d'*elle* et non de la première cellule cancérisée.

On serait tenté, au premier abord, de voir
dans cette cancérisation de proche en proche
un fait de contagion qui démontrerait l'existence d'un virus cancéreux, d'un microbe du
cancer. Malheurement, pour les partisans de
cette théorie, cette cancérisation de proche en
proche, si elle s'observe aux environs du point
où a apparu un cancer initial, *n'a pas lieu*
autour des cancers secondaires issus du premier par essaimage à travers les voies lympha-
tiques ou sanguines, ni non plus, dans la
règle générale, autour des cancers transplantés, greffés d'animal à animal.

Cependant, ici encore, comme dans les cas
d'inoculation de bouillie cancéreuse, il y a
quelques observations qui laissent planer un
certain doute sur la question. Voici en particulier un passage de M. Borrel[1] : «... Nous
avons signalé jadis le cas d'une tumeur greffée,
développée au voisinage et dans le mame-
lon d'une souris, en contact intime avec le tissu
épithélial, où les cellules de la souris porte-

---

1. *Op. cit.*, p. 615.

greffe avaient paru *influencées et comme contaminées* par le greffon. Lœvin, de Berlin, a publié un cas semblable chez le rat, mais ces cas *exceptionnels et très particuliers* n'infirment pas la notion fondamentale de la greffe cancéreuse. »

Toutes les observations précédentes établissent une différence singulière entre le *cancer initial* et le *cancer secondaire* ou le *cancer transplanté*. Voici une autre remarque qui vient ajouter encore à cette singularité. (Il ne faut pas hésiter à insister sur ces faits singuliers ; c'est sans doute dans les faits où l'on constate que le cancer se comporte *autrement* que les autres maladies connues que l'on trouvera l'explication de la nature mystérieuse du cancer.)

Au cours des expériences de transplantation du cancer d'animal à animal, on a pu remarquer que le cancer transplanté s'adaptait à la transplantation et devenait plus aisément transplantable ; et cela n'a rien que de tout naturel puisque le cancer est vivant et que l'adaptation est inséparable de la vie. Mais le porte-greffe, par un phénomène également tout naturel, résiste comme il peut à l'infection. Or voici les résultats imprévus qui ont été obtenus dans cette voie :

« Ehrlich a vu le premier que des souris ayant résisté à une inoculation (transplantation) du cancer étaient devenues réfractaires à toute inoculation ultérieure. Il a vu aussi que les différents types de tumeurs chez la souris (chondrome, sarcome, adénocarcinome) se vaccinaient réciproquement, et, plus tard, on a constaté qu'il suffisait, pour vacciner les souris contre le cancer, de se servir du sang ou des organes des souris normales : *Il s'agit d'une vaccination contre la greffe, et non d'une vaccination contre le cancer.* La preuve en est que, parmi les souris dûment vaccinées, soit par organes soit par tumeurs, on a déjà publié *plusieurs cas d'apparition de cancer spontané ;* et cela est fort regrettable ; car la question de la prophylaxie du cancer aurait été facilement résolue, même pour l'espèce humaine, par inoculation de jus cancéreux broyé, ou d'organes humains, ou même seulement de sang humain [1]. »

Ainsi donc, il est bien établi qu'il n'y a aucune parité entre la possibilité, pour un être, d'*héberger* un cancer, et la faculté pour le même être de *voir naître* un cancer, initial en un point de son organisme. Les cancers secondaires ou transplantés ne sont pas équivalents à des cancers primitifs ; on ne voit pas la cancérisation se propager autour des premiers comme autour des seconds. Le *point* où apparaît un cancer présente des phénomènes très spéciaux ; ce qui s'y passe est bien mytérieux ! Et cependant, on peut dire presque sans exagération que tous les points de l'individu sont susceptibles de devenir le siège de cancers primitifs. Voici ce qu'écrit à ce sujet P. Méné-

---

1. BORREL. Loc. cit.

trier dans son traité du cancer [1] qui est sans doute le plus beau et le plus complet des ouvrages existant aujourd'hui, relativement à cette question, dans la littérature scientifique : « Tous les éléments cellulaires de l'organisme sont essentiellement capables de cette activité pathogène, exactement dans la mesure où ils sont capables de prolifération et d'hyperplasie régénératrices irritatives ou compensatrices, fonctions normales dont le processus cancéreux représente la déviation pathologique. »

Et ailleurs :

« Il y a des *cancers épithéliaux* et des *cancers conjonctifs*, des cancers de toutes les espèces et variétés de cellules qui se rencontrent dans l'économie, dans la mesure, tout au moins, où celles-ci sont capables de prolifération à l'état physiologique. Et ce nous paraît pure question de mots de vouloir réserver le nom de cancer aux seules néoplasies épithéliales malignes en décrivant à côté, sous les noms d'endothéliomes, sarcomes, chondromes, etc., des tumeurs également malignes et dont l'évolution traduit un processus identique [2]. »

Pour ne laisser dans l'ombre aucune des particularités connues sur lesquelles on peut se baser pour construire une théorie du cancer, je signale encore les remarques histologiques les plus générales qui ont été faites dans cet ordre d'idées.

---

1. MÉNÉTRIER. *Cancer*. Un fascicule du « Nouveau Traité de médecine » de Gilbert et Thoinot. Paris, J.-B. Baillière, éd.

2. *Op. cit.*, p. 31.

« Les cellules cancéreuses, dit Ménétrier, (*op. cit.* p. 43) ressemblent aux cellules du tissu matriciel, du tissu dans lequel le cancer s'est développé. Cette ressemblance peut être *complète, absolue*, à tel point que, considérées isolément, il ne serait pas possible d'affirmer que telle cellule appartient à un revêtement normal et telle autre à une tumeur de nature maligne, et qu'il peut être possible, dans l'exa-men des métastases de certains cancers (cancers cutanés, cancers hépatiques, cancers thy-roïdiens, etc.) de reconnaître avec certitude quels sont l'organe et le tissu qui en ont été le point de départ. Plus souvent on constate des dissemblances... qui consistent essentiellement dans la diminution ou même dans la disparition absolue des caractères de différenciation fonc-tionnelle des cellules ; elles sont semblables à celles que l'on observe dans les tissus sous l'influence des processus inflammatoires... »

La citation précédente suffit à prouver que, si l'étude histologique est d'une importance capitale pour le diagnostic du cancer et pour l'étude de sa marche envahissante, elle ne nous renseignera guère sur le problème dont nous poursuivons la solution, à savoir, la question de la genèse même du cancer ; le mystère réside en effet dans l'apparition de la pro-priété cancéreuse dans la cellule initiale, et les altérations histologiques ne se manifestent qu'ultérieurement, au cours de la vie même du cancer qui est moins intéressante pour nous que sa naissance.

Je dois enfin signaler, pour être complet et absolument impartial, que M. Borrel, partisan de la théorie parasitaire du cancer, fait état dans son article déjà cité [1] « des observations tout à fait remarquables d'Apolant, de Haaland, qui ont mis en évidence un fait inattendu, bien fait pour bouleverser l'esprit des purs histologistes : un cancer épithélial, typique au point de départ, donnant au cours de ses passages, par transformation graduelle ou par transformation brusque, un sarcome pur. L'étude très consciencieuse qu'a faite Haaland de ces cas de transformation lui a permis de montrer qu'il ne s'agit pas non plus d'une transformation de la cellule épithéliale en cellule sarcomateuse, mais que le stroma [2] non sarcomateux d'abord peut le devenir et acquérir lui aussi la propriété de se multiplier indéfiniment.

1. Loc. cit., p. 615.

2. On appelle *stroma*, dit Ménétrier, « la charpente de soutien et de nutrition des tumeurs, charpente formée de tissus conjonctivo-vasculaires et ressemblant, dans ses rapports avec les éléments néoplasiques, à la charpente conjonctivo-vasculaire des glandes et des parenchymes ». La plupart des auteurs voient dans ce stroma le résultat de la réaction de l'individu à l'envahissement par la tumeur. Mais il faut bien avouer, et Ménétrier ne le cache pas, que « ces réactions sont plutôt à l'avantage du cancer ; la circulation devient plus active, les capillaires se dilatent, l'apport nutritif devient plus considérable ; les actions défensives paraissent au contraire peu marquées. » Ainsi, l'organisme ne semble pas traiter le cancer comme un ennemi ; on pourrait même comparer de loin l'action du cancer tirant à lui tout le bénéfice de la cohabitation à celle de l'ovule fécondé dans la fleur des phanérogames : ce parasite de la fleur attire à lui la circulation, et crée autour de lui cette hypertrophie des tissus de l'ovaire qui constitue le fruit. En revanche, si l'organisme se prête complaisamment au développement de la tumeur qu'il héberge, le cancer agit au contraire en hôte bien désagréable ; « il détruit tous les éléments avec lesquels il entre en contact ».

Ce fait nous paraît, dit Borrel, d'une importance capitale, puisqu'il démontre une sorte de contamination des cellules du stroma... et le fait *établi* démontrerait que le même virus cancéreux ou, pour ne rien préjuger, la même cause du cancer pourrait traduire ses effets soit sous forme de sarcome, soit sous forme de carcinome... »

Je laisse de côté pour le moment les belles observations de Borrel sur la présence fréquente de divers animaux étrangers aux points de cancérisation primitive ; je les raconterai un peu plus tard quand je discuterai la théorie du parasitisme. Je crois avoir, dans les pages précédentes, signalé les faits les plus importants parmi ceux dont on peut tenir compte pour essayer de se faire une idée de la genèse du cancer.

III

Revenons au début de l'histoire d'un cancer.

En un point d'un organisme, qui jusque-là avait semblé tout à fait semblable aux autres, une anomalie se manifeste ; une cellule (ou un petit groupe de cellules) prend l'attitude anarchique, et commence à proliférer pour son propre compte, *comme un parasite étranger*, sans tenir compte de la coordination ; bien plus, en proliférant, elle détruit tous les éléments avec lesquels elle entre en contact ; elle *digère* tout ce qui gêne son développement, et cette digestion, opérée par les éléments à régime anarchique s'exerce aussi bien sur les éléments les plus solides (éléments des os), que sur les éléments du tissu au sein duquel est né le foyer d'anarchie, (alors même que la différenciation morphologique est assez faible pour qu'il soit impossible de distinguer histologiquement l'élément digérant de l'élément digéré).

Comment interpréter ce phénomène extraordinaire ?

Et d'abord, le commencement du régime d'anarchie est-il dû à une cause actuelle, à un facteur nouveau entrant en jeu au moment même où ce régime se déclare ? ou bien, au contraire, la cellule qui est le point de départ de cette prolifération pathologique était-elle prédestinée à ce rôle néfaste ? Pour être complet et impartial, il faut envisager les deux faces du problème.

Les ressources de l'histologie sont minimes. Quand nous étudions, dans des coupes minces préparées au moyen de réactifs multiples, des cadavres de cellules diversement coloriées, nous ne pouvons saisir que des différences morphologiques grossières, desquelles il est à peu près impossible de conclure aux différences profondes existant naguère dans les substances vivantes des cellules. Par exemple, nous sommes quelquefois entièrement désarmés dans la question de distinguer deux cellules dont l'une est cancéreuse et l'autre pas, c'est-à-dire dont l'une va digérer l'autre sans que l'autre résiste. L'histologie ne nous fait con-

naître que des apparences grossières. L'hypothèse a donc libre cours ; il ne faut rejeter à
priori aucune théorie, avant d'avoir constaté
par le menu qu'elle ne cadre pas avec quelques faits très notoirement établis. Arrêtons-
nous donc d'abord aux essais d'explication
dans lesquels on considère le. cancer comme
provenant d'un élément *prédestiné* qui n'était
pas semblable aux autres éléments de son
entourage.

La théorie célèbre de Cohnheim ne nous
retiendra qu'un instant. Dans cette théorie, les
cellules qui deviennent le point de départ des
cancers, sont des cellules « restées embryonnaires par une sorte de sommeil prolongé ».
Autrement dit, ce seraient des cellules *restées
jeunes* pendant que les autres ont évolué et
vieilli. Ces cellules auraient donc une supériorité certaine le jour où, pour une raison
inconnue, elles reprendraient du service actif ;
et ainsi, elles pourraient être le point de
départ de tumeurs cancéreuses malignes.

C'est là une interprétation qui séduira les
histologistes, mais qui paraîtra bien extraordinaire aux biologistes. Qu'une cellule, se trou-
vant située par hasard en dehors des méca-
nismes coordonnés qui constituent l'animal
proprement dit, n'acquière pas de différenciation, de spécialisation histologique, c'est là une
chose que l'on comprendra aisément quand on
aura réfléchi à la loi d'*assimilation fonctionnelle*, dont nous nous servirons dans les dernières pages de cette brochure pour expliquer

ce que les histologistes appellent la *simpli-fication histologique*. Cette simplification revient, nous le verrons, à une complication plus grande du fonctionnement, la différencia-tion étant au contraire le résultat de la spécia-lisation fonctionnelle (v. plus bas, p. 50).

Mais qu'un élément, parce qu'il n'est pas *spécialisé*, reste *plus jeune* que ceux qui ont à exécuter un travail moins compliqué, c'est là une chose qu'un biologiste n'admettra pas aisé-ment. Le système de Cohnheim ne manque d'ailleurs pas d'intérêt, car, dit Ménétrier[1], « il correspond pour une part à des faits exacts et démontrés. Non seulement les résidus em-bryonnaires existent, mais encore, ils sont un siège de prédilection pour le développement du cancer... Mais cela ne constitue qu'une par-tie des cancers, et, pour beaucoup, pour le plus grand nombre, une semblable origine est inadmissible ». Ce qu'il est surtout important de faire remarquer c'est que, même dans le cas des cancers se développant sur ces « rési-dus embryonnaires », il reste encore un point mystérieux, et c'est précisément ce point que nous avons besoin d'éclaircir. Si, en effet, on voit souvent qu'un nævus est le point de départ du cancer, on constate le contraire bien plus souvent encore. Le nævus est loin de devenir fatalement cancéreux ; on peut donc dire que, s'il est *prédisposé* peut-être, il n'est pas *prédestiné*. En d'autres termes, même

---

1. *Op. cit.*, p. 565.

quand un cancer se développe sur un nævus, on est en droit de supposer qu'un agent extérieur est entré en jeu et a donné à ce nævus particulier des propriétés nouvelles manquant au nævus voisin. Alors le problème reste entier : quel est cet agent extérieur ? A moins qu'on n'invoque des « choses qui ne se voient pas » et que l'on ne suppose, dans le nævus qui devient cancéreux, l'existence congénitale de quelque chose de particulier manquant au nævus bénin. Mais alors c'est de l'hypothèse pure, invérifiable dans l'état actuel de la science ; et cette hypothèse est inutile, puisqu'il reste des tumeurs (la majorité) qui ne naissent pas sur des « résidus embryonnaires » et qui, par conséquent, doivent le jour à l'intervention actuelle d'un facteur nouveau. Que ledit facteur intervienne dans les tumeurs d'origine nævique, rien de plus naturel. Mais il reste à trouver ce que c'est !

Pour qui a réfléchi à la nature de la coordination individuelle, la cancérisation plus facile d'un nævus ou, plus généralement d'un groupe de cellules en *hétérotopie*[1] n'a rien qui doive étonner. Ces éléments sont, en effet, pour ainsi dire, en dehors de la coordination ; ils sont inutiles, mais non nuisibles. Leur fréquence tend d'ailleurs à prouver qu'il ne suffit pas d'être en dehors de la coordination pour être un élément cancéreux, et que l'élément malin possède un caractère actif nouveau. Mais, s'il y

---

1. L'étymologie de ce mot donne sa signification exacte.

a des degrés dans la malignité des cellules cancéreuses au début, on comprend aisément qu'un cancer, même peu puissant, trouve pour ses débuts un terrain favorable dans une région de l'organisme où, comme cela a lieu dans le nævus, les contraintes résultant de la coordination sont réduites au minimum. Cette remarque me fait penser à signaler une partie intéressante de l'hypothèse de Cohnheim ; l'auteur allemand considère en effet que ce qui fait la malignité d'une tumeur, c'est le manque de résistance des tissus voisins. Nous verrons à la fin de ce travail ce qu'il faut penser de ce manque de résistance, étant donnée la supériorité incroyable *acquise* par l'élément devenu cancéreux.

Tout naturellement, nous sommes conduits ainsi aux théories du genre de celle de Ribbert, dont je ne parlerai pas longuement non plus ; dans ces théories, « tout élément, devenu corps étranger par rupture des connexions normales dans l'organisme dont il dérive, est capable de proliférer ». Pour ces auteurs, il n'y a donc plus de cellule maligne ; le caractère cancéreux n'est pas un caractère positif. La plupart des faits connus dans l'histoire des cancers protestent contre une telle interprétation[1], mais il ne suffit pas que quel-

---

1. On sait en particulier, et nous insisterons ultérieurement sur cette propriété remarquable, que les éléments cancéreux détruisent, de haute lutte, *tous* les tissus avec lesquels ils se trouvent en contact. Il serait vraiment incroyable que le seul fait d'avoir perdu sa place dans la coordination, au lieu de condamner une cellule à mort, lui donnât immédiatement une supé-

ques faits soient en désaccord avec une théorie pour démontrer que cette théorie est fausse. Tout ce que l'on peut dire, c'est que cette théorie n'explique pas tous les cas, et en particulier qu'elle n'explique pas ce que nous avons le plus d'intérêt à comprendre.

Au fond, du moment que l'observation nous prouve que, *sans aucun doute possible*, il y a des cancers qui *naissent* à un moment donné dans les individus, en des endroits quelconques, dans des éléments non prédestinés, ce qui nous importe le plus c'est de rechercher l'agent de la cancérisation dans ces endroits particuliers ; cet agent, si nous le découvrons, expliquera vraisemblablement ensuite sans difficulté la genèse des cancers dans les tissus en hétérotopie, si nous conservons l'idée que ces derniers cancers ont besoin d'être expliqués.

Je signale seulement pour mémoire la théorie sexuelle dans laquelle le fait nouveau qui marque la naissance d'un cancer serait un phénomène de fécondation, de conjugaison sexuelle entre deux cellules. Quoique cette théorie ait été soutenue par des hommes de grande autorité scientifique, je n'y attache pas grande importance, non seulement parce que les observations sur lesquelles elle est fondée sont d'une interprétation très douteuse, mais encore et surtout parce que les raisonnements déductifs

riorité écrasante sur tous les éléments coordonnés de l'individu. Ce serait là une absurdité biologique que l'on comprendra mieux quand on aura lu les conclusions générales de ce travail.

qui ont conduit les auteurs à l'établir me paraissent sans aucun fondement biologique. Je n'entre pas ici dans le détail de cette question qui nécessiterait des développements trop considérables. Je me contente de signaler que ce phénomène extraordinaire de fécondation (fécondation exige maturation préalable !) ne saurait expliquer la cancérisation de proche en proche qui se manifeste dans les foyers cancéreux primitifs. L'idée de faire intervenir un rajeunissement karyogamique dans la genèse des tumeurs me paraît d'ailleurs basée sur une conception inexacte du fait que les tissus adultes ne sortent plus normalement du cadre qui leur a été imposé au cours du développement de l'organisme coordonné. Et puis, si une telle fécondation se produisait, elle devrait, je le répète, être précédée par une maturation ; seuls ceux qui n'ont pas compris la nature du phénomène sexuel peuvent en douter[1]. Or, pour que

1. Cette question est trop complexe pour que je puisse l'exposer en quelques lignes ; je renvoie donc le lecteur à mon Traité de Biologie, où je l'ai traitée avec détails. Qu'il me suffise de dire que le phénomène de fécondation est l'union par attraction réciproque de deux *éléments histologiques morts*, les éléments sexuels, éléments qui sont *morts* d'une manière particulière et que l'on appelle pour cette raison éléments *mûrs*. Aucun d'eux, *quand la maturité est complète*, ne peut vivre par lui-même ; ce n'est qu'un mécanisme incomplet, incapable d'assimilation ; mais les éléments de sexe opposé sont complémentaires ; ils s'unissent par attraction dite sexuelle et reconstituent ainsi une cellule complète qui est, en outre, rajeunie. Une fécondation ne se produit jamais entre deux cellules qui n'ont pas d'abord *mûri*. Or, dans la règle, les éléments de notre corps, ne sont pas normalement atteints par la maturation sexuelle. Si donc le cancer avait cette origine, le problème de la cancérisation reviendrait à la recherche des causes de la maturation anormale qui se réaliserait en un point du corps. Nous trouverons un peu plus loin d'autres raisons sérieuses de rejeter la théorie sexuelle du cancer.

cette maturation *anormale* se produisît, il faudrait une cause locale ; le problème ainsi posé avec son allure sexuelle, n'empêcherait donc pas de se poser le problème fondamental auquel nous arrivons maintenant : quelle est la cause locale, quel est le facteur étranger, quel est l'agent extérieur auquel est due la naissance d'un cancer en un point d'un organisme ?

Les théories qui ont été élaborées pour répondre à cette question peuvent se classer en deux catégories : les théories irritatives et les théories parasitaires. Nous allons étudier successivement ces deux groupes de théories. Pour faire cette étude nous laissons de côté tous les cas particuliers, dans lesquels on constate que le cancer naît dans des cellules anormales et que l'on peut considérer comme prédestinées ; nous entrons d'emblée dans le vif de la question, en nous demandant comment un cancer peut naître à un moment donné dans un organisme qui, jusque-là, s'était montré, dans toutes ses parties, parfaitement normal.

*
* *

M. Ménétrier, dont j'ai déjà souvent cité plus haut le bel ouvrage d'ensemble sur le cancer, est l'ardent promoteur de la théorie qui veut que les tumeurs malignes proviennent, *sans intervention d'un facteur pathogène spécifique*, d'une irritation locale suffisamment prolongée. Son système repose d'ailleurs sur des observations bien faites et non sur de simples vues de l'esprit, du moins quand il s'agit des *cancers épithéliaux*. Mais, sans se laisser dominer par aucune idée préconçue, on est naturellement amené à généraliser sa manière de voir, si on l'admet pour les cancers épithéliaux, et à supposer « *par suite des analogies du processus*, que la formation cancéreuse doit, dans les tissus conjonctivo-vasculaires, s'effectuer par des procédés semblables [1] ». Il sera sans doute fort difficile de vérifier la légitimité de cette généralisation, car il est à peu près impossible de reconnaître, à ses débuts, une néoplasie maligne conjonctive. Bornons-nous donc pour le moment à l'histoire des cancers épithéliaux ; quand on saura bien exactement l'histoire d'une catégorie de tumeurs malignes, on ne sera pas très embarrassé pour deviner celle des autres.

M. Ménétrier appelle souvent son système « la théorie des états précancéreux » ; et, en effet ses études d'anatomie pathologique lui ont permis de constater, quand il a pu suivre la genèse d'une tumeur épithéliale, que l'apparition du cancer caractérisé est précédée par des modifications histologiques qui ne constituent pas encore des tumeurs malignes, mais *qui y passent insensiblement* et comme par une évolution tout à fait ininterrompue. Or, ces états précancéreux, nous en comprenons la genèse sans l'intervention d'aucun agent

---

1. Ménétrier. *Op. cit.*, p. 583.

pathogène spécifique. Donc, en les voyant *passer insensiblement* à la tumeur franchement maligne, nous nous demandons naturellement à quel moment de cette évolution *continue* il serait nécessaire, pour comprendre les choses, de faire intervenir un « microbe du cancer ». La conclusion de M. Ménétrier est que ce microbe spécifique n'existe pas ; la continuité du processus lui semble une preuve suffisante de cette non intervention d'un agent spécifique nouveau ; et nous verrons tout à l'heure qu'il saura répondre à l'objection qu'on lui fera quand on lui demandera pourquoi, dans ces conditions, *tous* les états précancéreux ne conduisent pas à des cancers. Cette question est assez importante pour que nous nous y arrêtions quelques instants en résumant l'exemple de la néoplasie gastrique, néoplasie sur laquelle M. Ménétrier s'étend plus particulièrement dans son chapitre de la pathogénie du cancer, « parce qu'elle fut le sujet de prédilection de ses études, et aussi, parce qu'elle se prête mieux que toute autre à ce genre de démonstration ».

On trouve constamment en rapport avec le développement d'un cancer de l'estomac une inflammation chronique ancienne non destructive. Dans une de ces gastrites chroniques, la perturbation fonctionnelle conduit à des modifications morphologiques « qui aboutissent à la simplification des types cellulaires des glandes gastriques ». On pourrait interpréter ce fait, soit par le raisonnement purement darwinien (les types cellulaires les moins différenciés étant seuls assez résistants pour survivre aux conditions vicieuses dans lesquelles ils se trouvent placés), soit par une adaptation lamarckienne des épithéliums qui résistent aux irritations. Mais l'auteur manifeste, nous le verrons tout à l'heure, une tendance darwinienne très accusée.

Quoi qu'il en soit, ces modifications diverses des épithéliums glandulaires sont *banales*, et nous n'éprouvons pas le besoin de les attribuer à un agent spécifique : « cependant, nous y trouvons déjà des modifications morphologiques identiques à celles qui caractérisent chacun des types de cancer gastrique que nous connaissons [1]. » A un degré de plus, et sans qu'aucune discontinuité se manifeste dans le processus, nous rencontrons une *hyperplasie inflammatoire* encore assez banale, mais qui, quand elle est assez intense, conduit *insensiblement* à de petites tumeurs uniquement formées de glandes hypertrophiées qui sont des *adénomes* ou *polyadénomes* gastriques. Donc, de la gastrite à l'adénome, nous trouvons un passage graduel qui interdit de faire entrer en jeu à un moment quelconque, un agent spécifique nouveau. Or, « le cancer est bien un adénome transformé; il succède à l'adénome et prend sa place... Les faits de transformation des adénomes en cancers dans les bords d'ulcères simples chroniques, et,

---

1. Ménétrier, p. 579.

mieux encore, l'évolution cancéreuse du polyadénome à centre fibreux, nous paraissent trancher définitivement cette question [1] ». C'est ici le point capital; de l'adénome au cancer, il y a la même continuité que de la gastrite à l'adénome ; les lésions histologiques sont semblables et ne diffèrent que par leur intensité. Si donc on admet que la gastrite « soit le résultat de causes irritatives banales, faut-il supposer une cause spécifique » pour le cancer auquel la gastrite nous a *graduellement* conduits ?

Voilà, brièvement exposés, les raisonnements qui ont conduit M. Ménétrier à sa *théorie de la sélection cellulaire pathologique*. « Les cellules qui végètent et se reproduisent dans des conditions anormales au sein des tissus en inflammation chronique, ou encore hétérotopiques et séparées de leurs connexions naturelles, entravées dans leurs fonctions et perturbées dans leur nutrition, ACQUIÈRENT lentement, graduellement, des propriétés nouvelles de vitalité, de prolificité, et tendent à s'isoler du reste de l'organisme dont elles souffrent et ne bénéficient pas [2]. »

Le passage que je viens de citer a une allure lamarckienne (j'ai souligné le mot ACQUIÈRENT), contre laquelle l'auteur proteste à la page suivante : « La sélection opère en choisissant et mettant en évidence des qua-

---

1. MÉNÉTRIER, p. 581.
2. *Op. cit.*, p. 585.

lités ou propriétés naturelles, *mais non en les créant*. Ces qualités d'aptitude réactionnelle et proliférative sont à un certain degré présentes dans toutes les cellules, mais toutes ne la possèdent pas à un degré suffisant pour réaliser l'*hyperplasie*, la *tumeur*, le *cancer*. » Ceci est du pur darwinisme; et c'est bien évidemment l'attitude biologique naturelle à l'auteur, comme le prouve le nom de *sélection* pathologique, qu'il a donné à sa théorie, et qu'il justifie par cette phrase de la page 585 : « On peut retrouver dans ce processus comme une sorte de sélection pathologique qui amène la formation de races cellulaires nouvelles autonomes et indépendantes, et cela avec toutes les contingences, les éventualités hasardeuses d'une opération complexe et de longue durée, *ne réussissant que dans un petit nombre de cas...* » J'ai souligné, à la fin de cette dernière citation, la réponse que fait l'auteur à l'objection dont je parlais tout à l'heure, et qui consiste à demander pourquoi, en l'absence d'agents spécifiques, *tous* les états précancéreux ne conduisent pas à des cancers. Cette objection, M. Borrel l'a faite souvent; il l'a développée en particulier chaque fois qu'il nous a apporté ses belles remarques sur la présence si fréquente de parasites de diverses espèces au centre des cancers jeunes. Si l'irritation causée par la présence d'un demodex, d'un nématode, d'un sclérostome, *suffit* à déterminer la formation d'un cancer, pourquoi le cancer est-il relativement rare en comparaison de la multiplicité de ces cas d'irritation (20 sarcomes seulement sur 8.000 rats ayant des cysticerques dans le foie) ? C'est là un des arguments qui, pour M. Borrel, militent en faveur de la croyance à un agent spécifique. Dans ces parasites grossiers, où M. Ménétrier ne veut voir qu'une cause d'irritation, M. Borrel voit les agents inoculateurs d'un virus *spécifique*, quand ils déterminent la formation de tumeurs malignes. Au contraire, la théorie de M. Ménétrier, tout en n'écartant pas la possibilité d'interventions microbiennes dans la genèse des cancers, assimile ces interventions microbiennes (p. 588) aux *autres* causes d'irritation, et ne leur reconnaît aucune action spécifique. Il faut d'ailleurs bien comprendre que deux attitudes sont possibles pour les partisans de l'existence d'un microbe spécifique du cancer. La cellule cancéreuse, une fois devenue cancéreuse, jouit d'une vitalité, d'une pérennité extraordinaires. Que cette pérennité lui soit conférée par un microbe spécifique, cela peut tenir, soit à ce que, sous l'action momentanée de ce microbe spécifique, la cellule a acquis *une fois pour toutes* le caractère cancéreux qu'elle transmettra désormais à ses descendants en dehors de toute intervention microbienne nouvelle, soit, au contraire, à ce qu'une symbiose s'est établie entre la cellule et le microbe, symbiose à laquelle serait due la cancérisation, et qui se perpétuerait dans toutes les cellules cancéreuses filles. Dans ce dernier cas, l'élément cancéreux serait un élément double, une association comparable à celle qui est réalisée dans les lichens (algue-champignon) et dans les cellules géantes de la tuberculose (phagocyte-bacille). Dans la première hypothèse, au contraire, le microbe aurait seulement causé une irritation momentanée, et, alors, la théorie correspondante ne différerait de celle de M. Ménétrier que par le caractère obligatoirement spécifique de la cause d'irritation qui détermine la formation des cancers.

Pour M. Borrel [1], « le cancer est une maladie infectieuse, et le caractère particulier de cette infection est précisément de créer dans l'organisme, *par une véritable symbiose,* une cellule nouvelle, une cellule lichen, un organisme nouveau... la cellule cancéreuse doit être considérée comme le produit incestueux d'un parasite et de son hôte. » Je discuterai cette conclusion à la fin de mon étude ; je veux seulement signaler les faits, dont j'ai déjà précédemment cité quelques-uns, et qui permettent à M. Borrel de croire à l'existence d'un virus spécifique du cancer.

Des aiguilles souillées avec du suc cancéreux desséché et implantées dans les testicules d'un cheval neuf ont provoqué la formation de deux tumeurs cancéreuses chez ce cheval, au contact même des aiguilles. D'autres expériences sur les sclérostomes du cheval montreraient de même que ces sclérostomes portent avec eux

1. *Op. cit.,* p. 620.

un virus spécial quand ils viennent d'un cheval cancéreux, etc...

Mais les faits les plus impressionnants sont tirés de l'étude des élevages de souris[1] : « Voici le résultat le plus gros de nos observations : les tumeurs spontanées commencent à apparaître surtout vers le 6ᵉ mois, quelques rares cas au 5ᵉ... Ces tumeurs restent dans la communauté, et voilà que, successivement, presque toutes les souris ou toutes les souris de la cage deviennent cancéreuses, lorsque l'observation a pu être poursuivie sans incident ou sans maladie intercurrente. Je note sur mes cages, installées depuis déjà quatorze mois : sur les plus anciennes, *une fois dix souris sur dix*, deux fois 9 souris sur 10, 4 fois 7 souris sur 10, et l'observation se poursuit actuellement sur des souris nées en janvier dans des cages qui donnent déjà 6 sur 10, ou nées en avril avec 4 sur 10, en mai avec 1 sur 10 ; à côté, dans des cages identiques, placées de la même manière, nourries par la même personne, donnant autant de petits et venues de la même lignée, il y a des cages qui restent indemnes de cancer. On pourrait traduire en trois mots le résultat de ces observations : tout ou rien. »

J'ai tenu à citer tout au long ce passage très important ; je discuterai plus loin les résultats quant à la croyance à un microbe symbiotique. Je fais seulement une remarque tout de suite. Quand il s'agit de cancer, la statis-

---

1. *Op. cit.*, p. 617.

tique ne doit pas se faire comme pour les maladies qui attaquent un organisme tout entier. Le cancer est une transformation cellulaire; des milliers de cellules sont candidates à la cancérisation, et il suffit que *l'une d'elles* réussisse pour que l'animal qui la porte soit cancéreux et condamné. Voici par exemple 10 souris : chacune d'elles a un trillion au moins de cellules, sur lesquelles plusieurs milliards sont susceptibles de cancérisation. Mettons 3 milliards si vous voulez. Cela fera 30 milliards pour 10 souris. Je ne sais pas combien de tumeurs ont portées les 10 souris cancéreuses. Mettons une moyenne de 2 pour fixer les idées[1]. L'auteur ne le dit pas[2]. Cela ferait 20 cancérisations sur 30 milliards de cellules exposées; on conserve le droit de dire que, même dans les cas les plus favorables, la cancérisation est un phénomène rare!

IV

J'ai fait mon possible pour exposer impartialement les faits et les théories, mais je n'ai sans doute pas réussi à dissimuler suffisam-

1. Les cancers primitifs multiples sont rares chez l'homme (v. MÉNÉTRIER, *op. cit.*, p. 482) ; mais on en connaît des cas qui prouvent que plusieurs cancers primitifs peuvent se développer sur un même individu. Si les cancers primitifs multiples sont rares, c'est que la cancérisation est un phénomène rare.

2. Un peu plus loin, parlant d'une autre observation, M. Borrel nous dit : « Sur les 8 souris vieilles, nous pûmes constater 7 souris cancéreuses portant en tout 16 tumeurs », cela fait une moyenne de plus de deux par souris.

ment mon jugement personnel, de sorte que l'on pourra me reprocher peut-être d'avoir dénaturé certaines explications ou de les avoir mal comprises. Je m'en excuse d'avance ; j'ai fait de mon mieux. Maintenant je vais donner libre cours à mes réflexions personnelles.

Je laisse de côté toutes les théories autres que les deux dernières. La théorie de Cohnheim ne pourrait s'appliquer qu'à un nombre trop restreint de cas ; elle n'explique pas les cancers ordinaires, qui sont dus à une cause intervenant tardivement dans l'histoire de l'organisme ; elle laisserait donc le problème entier, même si on l'acceptait intégralement pour l'interprétation de certaines tumeurs particulières.

J'ai déjà dit pourquoi l'hypothèse du rajeunissement karyogamique me paraît insoutenable ; elle ne fait pas connaître la cause de la maturation sexuelle qui, de toute nécessité, devrait précéder la karyogamie ; or c'est là que serait, dans cette hypothèse, le vrai problème de la cancérisation. Mais il y a autre chose : Toute karyogamie est un rajeunissement ; la biologie tout entière le démontre ; la biologie nous enseigne aussi que la plupart des tissus *vieillissent* dans un individu qui vieillit. Or, les chirurgiens ont remarqué que les cancers qui naissent chez les individus jeunes ont une marche bien plus rapide que ceux qui naissent chez les vieillards. Chez une femme jeune, il naît un cancer jeune ; chez une vieille femme, une tumeur placée de la même manière se comporte comme un cancer *vieux*, à marche torpide. La cellule vieille qui devient cancéreuse devient *une cellule cancéreuse vieille*. Cette remarque empêche de croire à une karyogamie qui serait rajeunissante.

La même remarque tendrait aussi à faire croire que la cellule cancéreuse est une cellule humaine *pure*. (Bien entendu ce n'est pas une démonstration de la *pureté* du cancer, mais un simple argument à ajouter à d'autres arguments). Si la cellule cancéreuse était une symbiose réalisée, au moment de la cancérisation, entre une cellule humaine et un microbe, le microbe capable de déterminer le cancer serait vraisemblablement capable de déterminer le cancer avec tous ses attributs. Mais, je le répète, ceci n'est qu'un argument, et un argument que l'on pourra trouver très faible pour de multiples raisons. J'arrive donc maintenant à la théorie de la symbiose.

Je déclare tout net que, dans la copieuse littérature du cancer, je ne trouve pas *un seul fait positif* qui *démontre* le bien-fondé de cette théorie. Et cependant, on a été conduit à ce système séduisant par des comparaisons pathologiques vraiment impressionnantes, et qui m'ont naguère violemment frappé moi-même.

Bien entendu, je nie seulement l'existence, dans la littérature actuelle, d'un fait prouvant irréfutablement que la cellule cancéreuse naisse de l'introduction dans un élément humain d'un microbe cancérigène *symbiotique*. Les études récentes sur le pigment[1] me font croire que la pigmentation est due à une symbiose normale entre la cellule humaine et un ou plusieurs microbes vivant depuis un temps très long en consortium avec cette cellule humaine. Et si l'on démontre, un jour, qu'il y a un rapport entre la cancérisation et le pigment, cela prouvera peut-être seulement que les cellules envahies par cette symbiose *normale* sont plus aptes à devenir cancéreuses. Cela ne serait pas impossible, car une cellule hébergeant des hôtes symbiotiques est, somme toute, plus libérée, plus indépendante, par là-même, de la coordination générale. Mais, étant donnée l'antiquité de la symbiose pigmentaire, je ne puis m'empêcher de considérer comme des cellules humaines *pures* ces cellules symbiotiques qui appartiennent depuis si longtemps à la lignée de l'homme.

Je crois que l'on a surtout été amené à croire à une symbiose cancérigène par les raisonnements que j'ai exposés plus haut, et qui empêchent d'admettre qu'une cellule humaine *pure* soit capable de produire dans l'homme un empoisonnement effrayant comme celui qui se traduit par la cachexie cancéreuse. Mais en dehors de cette idée, qui ne résiste pas à une critique sérieuse, je ne vois pas un seul fait dans ceux sur lesquels s'appuie Borrel, qui milite en faveur

---

1. Et surtout les expériences d'hérédité mendélienne qui ont presque toutes rapport à des caractères de pigmentation. J'ai montré ici même que ces expériences démontrent péremptoirement le caractère diathésique des caractères mendéliens. (V. *Biologica*, 15 mai 1911, pp. 158 sq.).

de la symbiose cancérigène, même en considérant comme acquis tous les résultats qui établissent l'existence d'un *virus cancérigène spécifique.*

Admettons pour un instant tous ces résultats que j'ai rapportés précédemment ; ils prouveraient qu'un virus transportable est la cause, dans certains cas, de la production d'un cancer, mais pas le moins du monde d'une symbiose cancéreuse. Le virus en question agirait comme facteur étranger, et déterminerait la cancérisation des cellules sur lesquelles il agit, *mais sans entrer en symbiose avec ces cellules.* En effet :

1° La cancérisation peut avoir lieu de proche en proche à l'endroit infecté, parce que le virus cancérigène supposé y est présent ; mais :

2° La cancérisation de proche en proche n'a pas lieu autour d'un cancer transplanté ou d'un cancer semé à distance par métastase. De ceci des milliers d'expériences font foi. Le cas de Lœvin, et celui de Borrel, que nous avons rapportés plus haut, sont considérés par les auteurs comme des cas *tout à fait exceptionnels ;* dans ces cas, où il y a eu apparence de contamination du porte-greffe par le greffon cancéreux, il y aurait simplement eu, par hasard, transport du microbe cancérigène en même temps que transport du morceau de cancer greffé. Mais, *ordinairement,* le cancer transporté pur, n'a produit aucune contamination de son voisinage.

Voilà ce qui me paraît résulter des expériences, pourvu qu'on n'ait pas d'idée préconçue ; tandis qu'on a inventé des explications compliquées et caduques, pour faire comprendre que le cancer transporté ne soit pas infectant quoique portant dans son sein le microbe cancérigène, et surtout que l'immunité contre la greffe cancéreuse ne confère pas le moins du monde l'immunité contre la naissance d'un cancer neuf. Le cancer transporté n'est pas infectant parce qu'il n'est pas infecté ; c'est de la cellule humaine pure ; et l'immunité contre cette cellule humaine pure n'a aucun rapport avec l'immunité contre la cause d'irritation capable de produire cette forme spéciale de cellule.

Je viens de prononcer le mot *irritation*. C'est qu'en effet, s'il existe un microbe cancérigène qui, sans entrer en symbiose avec une cellule humaine, a pour résultat de la rendre cancéreuse, son action mérite le nom d'irritation, au même titre que celle des autres facteurs dans lesquels Ménétrier voit la cause ordinaire de la cancérisation des cellules. Si donc on abandonne, comme ne reposant sur aucun fait actuellement connu, la théorie de la symbiose cancérigène, il ne reste plus qu'un système d'explication, celui de la naissance du cancer par irritation des cellules. La seule discordance entre les auteurs serait alors dans la question de savoir si la cancérisation peut résulter d'un grand nombre de facteurs d'irritation, ou s'il existe un microbe spécifique du cancer, microbe dont la présence serait indispensable à la fabrication de cellules cancéreuses par les agents irritants.

La question reste pendante ; les travaux s'accumulent de jour en jour, et il est vraisemblable que la réponse sera obtenue avant longtemps. On ne peut donc prendre aujourd'hui qu'une attitude provisoire. Voici, à mon avis, quelle est la plus logique, celle qui cadre avec le plus grand nombre des faits connus :

La cancérisation, phénomène biologique remarquable sur lequel je reviendrai tout à l'heure en pur biologiste, serait le résultat d'irritations prolongées dues à des facteurs *divers*. Même prolongées, ces irritations locales ne conduiraient pas fatalement au cancer ; le cancer resterait donc une rareté. Mais il y aurait, entre les divers facteurs d'irritation, soit à cause de leur dimension, soit pour toute autre cause, de très grandes différences dans la probabilité de la réussite cancérigène ; encore cette réussite dépendrait-elle de la nature du terrain autant que de la nature du facteur. Quand le facteur le plus efficace se rencontrerait avec le terrain le plus favorable à son action personnelle, on arriverait à des cas comme ceux que signale Borrel, et dans lesquels dix souris sur dix sont devenues cancéreuses. (Encore remarquez bien que chaque souris a *des trillions de cellules*, et que la plupart de ces cellules sont restées indemnes, malgré l'appropriation remarquable du facteur cancérigène qui se transmet d'individu à individu dans la cage en question). Si cela est vrai, il y a lieu de rechercher quels sont ces facteurs plus particulièrement cancérigènes, pour entreprendre, dans une certaine mesure, la prophylaxie du cancer. Mais il **reste** vraisemblable que la cancérisation n'est pas due à un facteur *unique* d'irritation.

*
* *

Je n'aime pas ce mot *irritation* que j'ai dû employer pour me conformer à l'habitude, et qui, avec son apparence de précision, est bien difficile à définir. Je préfère chercher une narration biologique dans laquelle il soit tenu compte seulement des deux facteurs de la vie de tout élément vivant, l'hérédité, ensemble des propriétés de l'élément, et l'éducation, ensemble des *conditions* réalisées successivement autour de l'élément considéré. Voici une manière simple et suffisamment claire de raconter les choses :

Il y a, entre l'homme et les cellules qui le composent, un contrat fort étroit, analogue, avec une précision plus grande et des sanctions plus certaines, au contrat qui unit la société humaine aux individus qui en font partie. Les cellules construisent le corps, et collaborent à ce phénomène indispensable qu'est le renouvellement constant du milieu intérieur. Mais en revanche, l'activité d'ensemble du corps doit fournir à chaque cellule les conditions de vie dont elle a besoin. En un point donné d'un organisme sain les conditions de vie cellulaire doivent être absolument constantes ; chaque cellule, *ayant toujours la même chose à faire*, et dans les mêmes conditions, se spécialise dans son fonctionnement toujours le même, et, se spécialisant, se différencie, devient l'outil de son activité spéciale [1]. Survienne une maladie, tout est *chambardé ;* chaque cellule sort du cadre de son fonctionnement ordinaire, et fait face de son mieux, pour son compte personnel, aux dangers qu'elle court. Si la coordination en souffre trop, l'homme meurt ; si une coordination nouvelle se réalise, l'homme est guéri, mais est devenu différent de ce qu'il était d'abord.

Le cancer est une adaptation locale *définitive* à des conditions anormales créées par l'existence d'un facteur étranger en un point déterminé de l'organisme. C'est, en d'autres termes, un *caractère acquis* par une ou plusieurs cellules sous l'influence de conditions nouvelles et longtemps prolongées autour de cette ou ces cellules. Nous devons étudier l'acquisition de ce caractère à deux points de vue : d'abord le phénomène même de l'acquisition ; ensuite la stabilité du caractère acquis.

Un caractère nouveau est *déterminé* dans un élément vivant par des conditions nouvelles d'existence ; si ces conditions durent longtemps, ce caractère se fixe de plus en plus, par assimilation fonctionnelle, dans la structure de l'élément considéré ; mais il ne peut être considéré

---

1. En vertu de la loi d'assimilation fonctionnelle.

comme *acquis* que lorsqu'il est suffisamment fixé pour persister dans l'élément, *alors même que disparaissent les conditions qui l'ont fait naître*. On connaît beaucoup de cas en biologie où un caractère, même au bout d'un temps fort long, n'arrive pas à être *acquis*, c'est-à-dire définitivement fixé. Somme toute, l'acquisition d'un caractère nouveau est un fait exceptionnel, un fait rare. Pendant qu'une cellule est soumise aux causes de trouble qui déterminent sa prolifération (hyperplasie des états précancéreux de Ménétrier) elle est porteuse d'un caractère *entretenu par les conditions actuelles*. Le plus souvent, cela ne va pas jusqu'à l'acquisition définitive. La cancérisation est, par définition même, un caractère acquis au sens le plus parfait du mot, puisque la cellule cancérisée transporte son *caractère acquis* AVEC ELLE, soit quand elle essaime dans les régions normales de l'organisme, soit quand elle est transplantée dans un autre individu sain de la même espèce que le premier.

Comment interpréter biologiquement les conditions qui préparent d'abord et finalement peuvent faire apparaître la cancérisation ? C'est bien simple :

La présence d'un *corps étranger* quelconque (cicatrice, demodex, microbe localisé, etc.) en un point déterminé de l'organisme suffit à changer les conditions *locales* de vie. Il y avait là une cellule du type A, qui, dans un organisme normal, avait à remplir toujours

la même fonction (division du travail physiologique) dans des conditions absolument constantes.

La présence du corps étranger (c'est-à-dire,
en un mot, du milieu *extérieur* représenté par
l'un quelconque de ces accidents) fait que cette
cellule A est obligée maintenant de lutter contre
des conditions anormales et multiples, comme
un protozoaire dans l'eau d'une mare. Souvent
elle meurt, ne pouvant se plier à ces exigences.
Mais si elle vit, elle s'adapte. Elle perd sa spécialisation histologique en perdant la simpli-
cité de son fonctionnement[1]; elle devient, je le
répète, comparable à un protozoaire qui, ayant
à lutter contre des ennemis divers, n'est spécialisé, différencié contre aucun d'eux particulièrement. Et de fait, les histologistes signalent
toujours, comme un phénomène constant, dans
les hyperplasies et le cancer, la diminution de
la différenciation cellulaire, ce qu'ils appellent
une *simplification histologique.*

Dans les conditions normales, l'élément cellulaire, faisant partie d'un organisme sain
adulte, était soumis à des alternatives de fonctionnement assimilateur et de repos destruc-
teur *qui s'équilibraient.* C'est pour cela que
l'organisme était dit adulte. Maintenant, vivant
comme un protozoaire, cette cellule n'a plus
de repos ; elle fonctionne sans cesse et assimile sans cesse ; elle *prolifère* donc en détrui-

---

1. C'est la particularité à laquelle je faisais allusion plus haut
à propos de la théorie de Cohnheim (v. p. 26).

sant la coordination de l'organisme auquel elle appartenait. Et, petit à petit, à force de fonctionner d'une façon continue, elle peut acquérir *le caractère de l'assimilation continue.* Dès lors, c'est un cancer qui se comporte comme un protozoaire libre ou comme une cellule végétale. Et rien n'est dangereux pour un organisme pluricellulaire comme l'acquisition d'un caractère nouveau par une de ses cellules agissant pour son propre compte, en dehors de la coordination. J'ai montré ailleurs[1] que l'anaphylaxie peut s'interpréter par un phénomène de cet ordre. Corps étranger localisé; conditions locales ; acquisition locale de caractères locaux ; voilà le résumé de l'histoire du cancer. Mon interprétation ne diffère guère de celle de Ménétrier que par l'attitude franchement lamarckienne que j'oppose à son idée de sélection darwinienne. Il y a vraiment *acquisition* de caractères *nouveaux* par une cellule qui devient un cancer.

J'arrive maintenant à la question de stabilité. J'ai démontré jadis[2] que tout changement lamarckien dans le patrimoine héréditaire d'un être vivant entraîne une augmentation de stabilité. Si donc la cellule cancéreuse, considérée comme individu, provient réellement, par adaptation lamarckienne, de l'une quelconque des cellules polymorphes de l'homme normal, elle doit avoir acquis, par cette variation, une

---

1. *La stabilité de la vie.* Paris, Alcan, 1910.

2. Voyez en particulier *Biologica*, n⁰ 1, page 1.

stabilité plus grande dans son patrimoine héréditaire. Mais toute l'histoire du cancer le prouve, la cellule cancéreuse, et c'est là ce qui la rend si terrible pour nous, entre *victorieusement* en lutte avec TOUS les éléments histologiques de notre organisme; elle digère[1] et détruit tout. Aucune réaction de l'individu ne prévaut contre elle, et c'est pour cela qu'on dit que l'individu ne se défend pas contre le cancer. Il ne peut se défendre, étant vaincu d'avance dans la personne de tous ses tissus quels qu'ils soient! Le cancer serait, somme toute, la forme définitive de l'évolution de la substance humaine, la forme la plus stable, après laquelle toute variation cesse[2]. Et, par conséquent, des agents provocateurs variés doivent pouvoir, plus ou moins aisément, déterminer la cancérisation, de même qu'un mouvement *quelconque*, imprimé à un sac de noix dont la surface est libre, tend à rapprocher du plan horizontal la surface irrégulière du contenu du sac, parce que, en se rapprochant du plan horizontal, cette surface prend une attitude *plus stable* que la précédente. Si cela est vrai, nous sommes tous candidats au

---

1. Pour le rapport qui existe entre la digestion et la stabilité, voyez mon article « Assimilation physique et assimilation fonctionnelle ». *Biologica*, 1913.

2. Il n'y a pas d'ailleurs une seule forme de cancer; la cancérisation stabilisante peut se produire dans n'importe quel type de nos cellules et en conserve l'aspect. Mais si, réellement, la formation du cancer est la dernière étape de l'évolution de la substance humaine, cela nous éloigne bien du rêve des poètes qui attendent, comme terme de notre évolution, la venue du surhomme!

cancer dans une de nos innombrables cellules ; mais il faut espérer, et les observations de Borrel permettent de le croire, que certains agents de trouble sont plus dangereux que d'autres au point de vue cancérigène ; la connaissance de ces agents permettrait de les éviter et de faire jusqu'à un certain point la prophylaxie du cancer.

ÉVREUX, IMPRIMERIE CHARLES HÉRISSEY

A. POINAT, Éditeur, 121, Boulevard Saint-Michel, PARIS (Ve).

NUMÉRO 28   15 FÉVRIER 1913   3ᵉ ANNÉE

BIOLOGICA

REVUE·SCIENTIFIQUE·DU·MÉDECIN

DIRECTION SCIENTIFIQUE

BLANCHARD | **A. DASTRE** | **A. GAUTIER**
PROF. DE PARASITOLOG. ET D'HIST. | PROF. DE PHYSIOL. EXPÉRIMENT. | PROF. DE CHIMIE A LA FAC. DE MÉD.
NAT. MÉD., MEMB. ACAD. DE MÉD. | MEMB. DE L'ACAD. DES SCIENCES | MEMB. DE L'ACAD. DES SCIENCES

A. CALMETTE | **YVES DELAGE** | **J. GRASSET**
DIR. DE L'INST. PASTEUR DE LILLE, | PROF. DE ZOOLOGIE A LA FAC. DES | PROF. A L'UNIV. DE MONTPELLIER
CORR. DE L'ACAD. DE MÉDECINE | SCIENCES, MEMB. AC. DES SCIENCES | ASSOCIÉ DE L'ACAD. DE MÉDECINE

SECRÉTAIRES DE LA RÉDACTION
Dᵣ M. LANDRIEU — Dᵣ E. GUYÉNOT

BIOLOGIE·GÉNÉRALE-MÉDECINE
EXPÉRIMENTALE-PHYSIOLOGIE
EMBRYOLOGIE-MICROBIOLOGIE
PARASITOLOGIE-PATHOLOGIE
COMPARÉE-ANTHROPOLOGIE
PSYCHOLOGIE - SOCIOLOGIE
HYGIÈNE-APPLICATIONS·DES·SCIEN
CES·A·LA·MÉDECINE·&·A·LA·BIOLOGIE

SOMMAIRE

UN AN FRANCE 6 fr.   ETRANGER 8 fr.   · A. POINAT-EDITEUR ·   BOULEVARD·SAINT MICHEL·121·PARIS   LE NUMERO UN FRANC

BIOLOGICA paraît le 15 de chaque mois.

Envoi **gratuit** *d'un* **NUMÉRO SPÉCIMEN** *sur demande.*

www.ingramcontent.com/pod-product-compliance
Ingram Content Group UK Ltd.
Pitfield, Milton Keynes, MK11 3LW, UK
UKHW022321120726
13694UKWH00004B/1498